DES

ES SÉMINALES

PAR

G. LE FOLL,

Docteur en médecine de la Faculté de Paris.

PARIS

ADRIEN DELAHAYE, LIBRAIRE-ÉDITEUR

Place de l'Ecole-de-Médecine.

1874

DES

PERTES SÉMINALES

Td 121/58

Paris. A PARENT, imprimeur de la Faculté de Médecine, rue Mr-le-Prince, 31.

DES

PERTES SÉMINALES

PAR

G. LE FOLL,

Docteur en médecine de la Faculté de Paris.

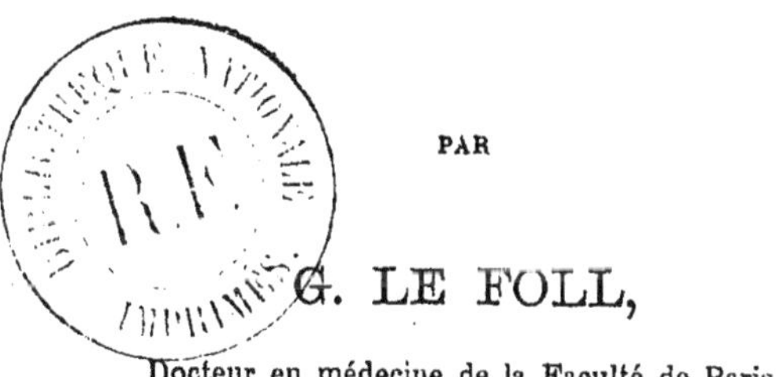

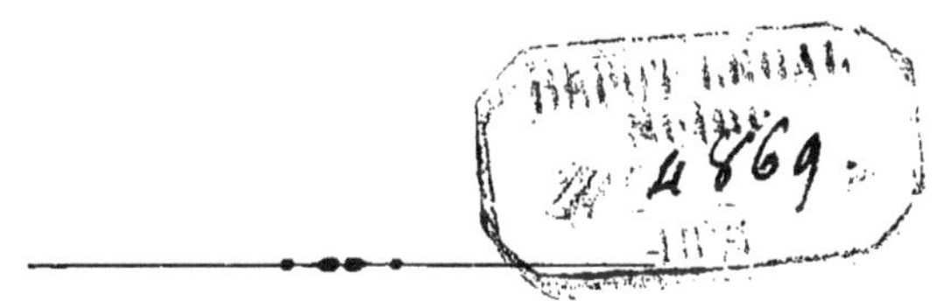

PARIS

ADRIEN DELAHAYE, LIBRAIRE-ÉDITEUR

Place de l'Ecole-de-Médecine.

1874

BIBLIOTHÈQUE NATIONALE — R.F. — IMPRIMÉS

DES

PERTES SÉMINALES

En lisant les meilleurs ouvrages qui ont été publiés sur la spermatorrhée, il m'a semblé que cette maladie n'était pas encore suffisamment connue : aussi je crois qu'il ne serait pas sans intérêt de rechercher comment elle prend naissance, comment elle se développe, comment nous pouvons la guérir. Dans toutes ces recherches, je traiterai, il est vrai, bien des questions délicates ; il se rencontrera probablement des gens qui me reprocheront de me prononcer sur certains points d'une manière tranchante. A ces objections, voici ma réponse : le médecin ne doit se laisser guider par aucune considération étrangère à son art ; la vérité seule et tout entière est ce qu'il y a de plus utile et de plus moral.

On donne le nom de *spermatorrhée* à une maladie caractérisée par des pertes involontaires de sperme de nature à altérer plus ou moins profondément la santé. Les unes ont lieu pendant le sommeil, on leur a donné le nom de *pollutions nocturnes ;* les autres se manifestent durant l'état de veille : on les appelle *pollutions diurnes.* Celles-ci sont longues à guérir ; celles-là, nous pouvons plus facilement les faire disparaître : j'en dirai les causes.

CAUSES ET SYMPTÔMES.

En toutes choses, l'étude des causes est la plus importante et la plus ardue : cela est vrai, surtout en médecine, et en particulier pour la maladie qui fait le sujet de cette thèse, parce que c'est principalement la cause des pollutions qui devra nous fournir les indications thérapeutiques.

Mais, s'il est de la dernière importance d'étudier à fond les causes de la spermatorrhée, il nous paraît indispensable aussi d'en analyser les symptômes avec la plus scrupuleuse attention, et parce qu'ils sont peu connus, et parce que, très-variables, ils sont susceptibles de simuler une foule d'affections.

SYMPTÔMES.

Les symptômes sont locaux ou généraux. Les symptômes locaux, qui constituent la maladie et la caractérisent, se passent exclusivement dans l'appareil génital : ils comprennent les pollutions diurnes et les pollutions nocturnes. Les symptômes généraux ne sont que la conséquence de l'affection et le résultat de son action sur toute l'économie.

Symptômes locaux.

Les pollutions nocturnes sont caractérisées par une émission involontaire de sperme pendant le sommeil, au milieu de rêves lascifs, d'érection, d'orgasme, en un mot, de tous les phénomènes qui accompagnent l'éjaculation. Telle est la pollution normale. Elle se reproduit à des intervalles plus ou moins éloignés, suivant la disposition érotique de chaque individu; elle fait cesser cet état de malaise, de courbature générale dont sont affectés quasi périodiquement les adultes qui se font un devoir de ne point se livrer aux plaisirs vénériens. Nous pensons et sommes même convaincu que les pollutions physiologiques, chez les individus continents et à tempérament froid, sont beaucoup plus rares qu'on ne croit communément. En effet, on n'a pas encore pu savoir combien de temps un homme peut rester sans éprouver de pertes séminales. Qui ne connaît des gens qui sont un mois, voire même deux mois sans éprouver aucune pollution nocturne?

La continence ne suffit donc pas pour produire la spermatorrhée. Mais qu'un individu continent devienne épris des plaisirs pour lesquels il n'éprouvait jusqu'à ce jour que de la froideur, sans pouvoir, pour une raison ou pour une autre, satisfaire sa passion, alors nous voyons la scène changer. Le sommeil devient moins calme; il se ressent des préoccupations de la journée; il est troublé par des rêves lascifs. D'abord éloignées, les pollutions ne tardent pas à se répéter à des distances plus ou moins rapprochées. Autrefois ces pertes étaient physiologiques; aujourd'hui, par leur fréquence, elles tendent à devenir pathologiques. Ce n'est plus une fois par mois, ni même une fois tous les quinze jours qu'elles se renouvellent: on les voit se reproduire toutes les deux nuits, quelquefois même plusieurs fois dans la même nuit. Je connais un étudiant qui, doué d'un tempérament des plus ardents, ne voulait point avoir de rapport avec des femmes; il me raconta un jour qu'en l'espace d'un mois il avait éprouvé plus de quarante perte séminales nocturnes.

A mesure que les pollutions deviennent plus fré-quentes, l'appareil génital, comme tous les organes dont l'action est portée au-delà des limites naturelles, devient plus susceptible; le moindre rêve lascif, les causes les plus légères suffisent pour déterminer une perte de semence. A ce moment, il n'est pas rare de voir les pollutions augmenter en raison même des efforts que fait le malade pour les éviter.

En même temps l'érection est de plus en plus faible, l'éjaculation se fait rapidement : au lieu d'un état d'exaltation générale, elle arrive, non-seulement sans réaction énergique, mais même dans un état de flacci-dité presque complet de la verge. Nous devons cependant nous hâter d'ajouter que ce dernier phénomène est assez rare. Il se présente surtout dans les cas où plusieurs pollutions surviennent dans la même nuit : la première se fera dans un état d'érection plus ou moins accusée ; la seconde et surtout la troisième auront lieu sans que la verge ait la moindre tendance à devenir turgide ; quelquefois le malade ne s'en apercevrait pas, s'il n'était ordinairement réveillé à l'instant où la perte se produit.

Quand les pollutions nocturnes pathologiques sont arrivées à ce degré, le sperme n'est plus aussi visqueux qu'auparavant, il est beaucoup plus aqueux, parce qu'il est moins élaboré et qu'il séjourne moins longtemps dans ses réservoirs. A ce moment, les pertes nocturnes se compliquent de pertes diurnes.

Ce court exposé nous conduit à nous demander comment se produisent les pollutions diurnes :

« Parmi les exemples que j'ai rapportés, dit Lalle-

mand, on a pu remarquer les observations de plusieurs
ecclésiastiques dont la vie avait été constamment chaste
et pure. Ces faits m'ont donné l'occasion de signaler les
dangers du célibat forcé des prêtres, pour ceux même
dont l'organisation paraît la plus favorable à l'observation rigoureuse de la continence. J'ai montré les mêmes
effets chez des laïcs élevés dans les principes les plus
sévères, privés de tout rapport sexuel et même préservés
de la masturbation. On a vu ce qu'a produit cette continence forcée et prolongée. Ces hommes, dont la santé
paraissait florissante, mariés dans la force de l'âge, se
sont trouvés impuissants, et cet état a duré cinq ans
chez l'un, quinze ans dans un autre, enfin même dix-
neuf ans sans interruption.

« Il est probable que ces exemples ont été très-com-
muns aux époques de la plus grande ferveur chrétienne,
car les Peres de l'Eglise, les conciles, les papes, le conseil de la Rota, etc., se sont beaucoup occupés de la frigidité chez l'homme, de l'impuissance, etc., et, chose
remarquable, ils ont toujours conclu à la rupture du
mariage lorsqu'il était bien constaté que le sacrement
ne pouvait pas être accompli. Les nombreuses décisions
qui sont intervenues, les consultations motivées des
casuistes, etc., formaient de volumineux recueils qui
ont servi de guides pendant des siècles à toutes les cours
judiciaires. »

La continence ne suffit cependant pas, comme nous
l'avons dit plus haut, pour produire la spermatorrhée.
Il en est de même d'une imagination ardente. Ces deux
causes ne peuvent être que prédisposantes; la cause occasionnelle réside dans le décubitus dorsal. 96 fois sur
100, les pollutions ont lieu dans cette position, au milieu

de rêves amoureux ; elles surprennent l'individu à ce moment qui précède le réveil, moment qui n'est plus le sommeil et qui n'est pas encore l'état de veille. Cette position est pour ainsi dire nécessaire pour que la perte se manifeste. En effet, il ne suffit pas qu'un homme soit continent et d'une imagination érotique pour qu'il ait des pollutions nocturnes. Tant qu'un rêve lascif ne viendra pas le surprendre dans le décubitus dorsal, il n'éprouvera point de pertes séminales. Cependant il arrive, rarement il est vrai, que la perte survienne, l'individu étant couché sur le ventre ; mais il est rare que l'homme repose dans cette position ; aussi croyons-nous pouvoir assurer que, si les pollutions ne reconnaissaient que cette cause, jamais aucun malade ne viendrait se plaindre au médecin d'éprouver de trop fréquentes pertes nocturnes.

Par conséquent, la cause déterminante des pollutions nocturnes, la seule à laquelle on puisse les attribuer, réside dans le décubitus dorsal. L'importance de ce fait ne doit échapper à personne : tout le traitement des pertes séminales nocturnes devra être basé sur cette connaissance, sous peine d'être inutile et peut-être nuisible.

Ne quittons pas ce sujet sans rechercher quelle part on peut attribuer à la vessie dans la production des pollutions nocturnes. Toutes les fois que la vessie est à peu près pleine, le sommeil devient moins profond ; il se manifeste une tendance plus ou moins marquée au réveil ; l'individu se trouve alors dans cet état intermédiaire où toutes les pertes ont lieu. La plénitude de la vessie ne produit par elle-même aucune pollution nocturne, elle ne peut que mettre le tabescent dans les conditions les plus favorables pour qu'elle se produise.

Si nous résumons notre pensée, nous dirons : les pollutions noctures surviennent dans le décubitus dorsal, au milieu de rêves lascifs, chez les individus continents, d'une imagination érotique, soit au moment du réveil, soit à toute heure de la nuit, qnand une cause quelconque tend à les arracher lentement au sommeil.

Pollutions diurnes. — Ordinairement, après avoir persisté un certain temps en causant des effets d'autant plus fâcheux qu'elles se répètent plus fréquemment, les pollutions nocturnes se combinent avec des pollutions diurnes.

Les pollutions diurnes ont lieu dans l'état de veille ; elles se produisent surtout pendant les efforts de la défécation. Elles peuvent être rares, accidentelles, sous la dépendance d'une pléthore spermatique, d'une constipation opiniâtre : elles n'ont alors rien de grave. Si elles continuent bien que la cause ait cessé, comme les pollutions nocturnes, elles deviennent habituelles et donnent bientôt lieu à tous les accidents de la spermatorrhée.

Les pollutions qui se produisent pendant l'acte de la défécation sont dues, selon nous, à une seule cause : la compression des vésicules séminales. En effet, toutes les fois que le tabescent aura la diarrhée, il n'éprouvera aucune perte de semence, pourvu qu'il ne fasse que des efforts très-modérés, même pour uriner. A cette preuve, je vais en ajouter d'autres non moins concluantes. Le simple fait du passage des matières fécales du rectum au dehors déterminent un écoulement de semence chez le tabescent, lors même qu'il ne fait aucun effort, pourvu qu'elles aient une certaine consistance et un certain

volume. Mais, plus la contraction des muscles qui prés-
sident à l'acte de la défécation a besoin d'être soutenue
et énergique, en raison même de la dureté et du volume
plus considérables de la masse fécale, plus aussi l'écoulement est abondant ; n'est-ce pas dans ces conditions
que les réservoirs spermatiques seront le plus forte-
ment comprimés? J'ajouterai : il arrive un moment où,
chez les malades, les organes génitaux deviennent d'une
sensibilité excsesive ; dans ces cas, ils peuvent à volonté
provoquer des pertes séminales, lors même que la vessie
est vide et le rectum évacué, par la seule contraction
énergique des muscles du périnée et de l'abdomen.

Les efforts de la défécation ne provoquent que rarement
des pertes de semence chez les hommes bien portants ;
mais, chez ceux-ci, l'appareil génital se trouve dans des
conditions physiologiques ordinaires. Il n'en est pas de
même chez les individus affectés de spermatorrhée. Les
excès auxquels ils se sont livrés ont produit, dans les
vésicules séminales et les canaux éjaculateurs, un état
de relâchement, d'affaiblissement suffisant pour expliquer la facilité avec laquelle se produisent les pertes.
Dans ces conditions, le sperme, qui s'écoulait auparavant pendant l'état d'érection, s'écoule maintenant sans
ardeur vénérienne, dans un état de flaccidité complète
du pénis, à l'insu du malade, s'il a le tort de ne point
faire attention à l'acte qu'il accomplit.

A mesure que la spermatorrhée fait des progrès, les
tabescents éprouvent dans la région prostatique un
sentiment de pesanteur, une sensibilité qui peut devenir excessive. Ce phénomène a été bien décrit par Lallemand :

« Chez tous ces malades, dit-il, l'urèthre avait con-

servé une excessive sensibilité, surtout dans la région
prostatique ; ils y ressentaient habituellement de la douleur, de la pesanteur, de la chaleur ou des élancements,
des chatouillements pénibles.

« Le cathétérisme exercé avec les plus grands ména
gements a toujours déterminé chez eux de vives douleurs, des contractions spasmodiques assez violentes
quelquefois pour simuler des rétrécissements. La sonde
était surtout arrêtée vers le col de la vessie, et souvent
elle n'y pénétrait qu'au bout d'un temps très-long : il
semblait aux malades qu'elle passait sur des parties dé-
nudées ; ils s'agitaient convulsivement, et toute la
puissance de leur volonté ne suffisait pas toujours pour
les empêcher de faire des imprudences ; leur figure était
décomposée ; tout leur corps se couvrait d'une sueur
abondante ; aussitôt que la sonde était retirée, il s'écoulait ordinairement une quantité notable de sang
rouge. »

Il est impossible de tracer une description plus exacte
de ce phénomène. Mais il ne suffit pas de constater un
fait, il faut encore savoir l'expliquer. C'est ce que Lallemand n'a point su faire ; je vais essayer d'en donner
l'interprétation vraie. Cette sensibilité n'apparaît qu'à
une certaine période de la spermatorrhée ; elle se manifeste quand les pollutions sont fréquentes et abondantes, mais elle n'est que passagère ou plutôt pério-
dique. En effet, que ces malheureux restent quatre à
cinq jours, quelquefois six jours sans éprouver aucune
perte de semence, cette sensibilité aura beaucoup dimi-
nué, et peut-être même aura-t-elle complètement disparu au bout de cinq à six jours. Dès qu'une nouvelle
pollution un peu abondante aura lieu, elle reparaîtra

aussi forte que jamais ; cela ne doit pas étonner, car la muqueuse uréthro-prostatique sera toujours quelque peu sensible, tant que la santé ne sera pas revenue.

Quand la spermatorrhée dure déjà depuis longtemps, la vue d'une jolie femme, une pensée érotique suffisent pour provoquer une érection qui détermine l'écoulement de quelques gouttes de sperme. Duprest-Rossy rapporte l'observation d'un jeune homme de 20 ans épuisé par des abus à peine croyables. Amoureux d'une jeune femme dont il se croyait aimé, quand par hasard elle jetait sur lui un coup d'œil, il se sentait mouillé. Certains auteurs ont avancé que, dans ces circonstances, il peut y avoir éjaculation ; je ne nie pas formellement le fait, mais qu'il me soit permis d'en éprouver quelque doute. Mais, ce qui est certain, c'est que souvent il y a écoulement de sperme sans qu'il y ait érection ; il se produit sans d'autre sensation que celle d'un liquide qui s'écoule par le canal de l'urèthre.

Nous devons aussi signaler une circonstance où se produisent ces pollutions. Quelquefois, les tabescents éprouvent des pertes pendant la miction ; nous ne les croyons pas fréquentes ; elles ont surtout lieu pendant la période de sensibilité de l'appareil génital et sont dues aux efforts que le malade fait pour uriner.

Recherchons maintenant quelles peuvent être les causes des pollutions diurnes.

« Il arrive souvent, dit Lallemand, que plusieurs causes ont agi simultanément ou successivement et qu'on ne peut pas établir quelle est celle qui a exercé la plus grande influence sur la production des pertes séminales. »

« La blennorrhagie est la plus énergique, la plus

directe de toutes ces causes ; c'est aussi celle dont l'action est plus facile à apprécier : voilà pourquoi j'ai rapporté d'abord les observations dans lesquelles la blennorrhagie joue le principal rôle. Cependant, quand on les examine séparément avec quelque attention, on remarque bientôt que l'écoulement a été précédé, accompagné ou suivi de circonstances graves, capables à elles seules de provoquer des pertes séminales ; il importe donc d'en tenir compte. Voici les plus remarquables :

« Un de ces malades, d'une constitution chétive, avait probablement une disposition héréditaire à des pollutions diurnes, puisque son père en était affecté ; un autre était d'un tempérament lymphatique très-prononcé ; plusieurs étaient nés faibles, délicats, nerveux, leur santé avait été détériorée dès l'enfance par un mauvais régime, une vie trop sédentaire ; d'autres avaient des dartres, des hémorrhoïdes, des varicocèles.

« La plupart s'étaient livrés avec excès au coït, à la masturbation ou bien aux boissons alcooliques.

« Plusieurs de ces malades ont eu deux blennorrhagies, quatre, et même jusqu'à sept, avant d'éprouver des pollutions. »

Dans ces cas, pourquoi ne pas attribuer franchement les pollutions aux excès vénériens et à la masturbation ? S'il était vrai que la blennorrhagie pût à elle seule produire la spermatorrhée, y aurait-il une maladie aussi répandue que cette dernière ? Que d'individus affectés de chaudepisse n'ont jamais éprouvé le moindre symptôme de spermatorrhée ! A notre avis, Lallemand a commis une grave erreur en cherchant la vérité là où elle n'était pas. La seule explication acceptable nous paraît être celle-ci : quand des individus affectés de pollutions parce qu'ils ont commis des excès vénériens ou qu'ils se sont livrés trop ardemment à des manœuvres solitaires viennent à être infectés de la blennorrhagie, ils ne tardent pas à voir leurs pertes devenir plus fréquentes et plus abondantes ; en un mot, la blennorrhagie ne serait qu'une complication venant aggraver la spermatorrhée.

Nous passerons sous silence les prostatites, les rétrécissements de l'urèthre, le phimosis et les ascarides, convaincu qu'aucune de ces maladies ne peut produire la spermatorrhée.

Quant aux hémorrhoïdes, elles agissent, dans la production des pertes séminales, comme obstacle mécanique à la défécation.

Les excès vénériens et la masturbation sont, de toutes les causes de pollutions, les plus fréquentes et les plus naturelles. Dans ces conditions, les pertes involontaires de sperme sont dues à l'atonie, au relâchement des canaux éjaculateurs.

Tout excès est un usage immodéré, par suite nuisible, d'une chose utile dans des limites convenables. L'acte du coït est, à la vérité, suivi immédiatement d'un léger affaissement, résultat de la dépense éprouvée par toute l'économie ; mais, au bout de quelques instants, à cet état momentané de torpeur, succède un sentiment de bien être général, une satisfaction interne dont on ne peut rendre compte.

Dès qu'il y a excès, la faiblesse, la lassitude augmentent ; l'acte, au lieu d'être réparateur, devient débilitant. Plus les effets pernicieux continuent, plus aussi les phénomènes locaux d'excitation, qui accompagnent ordinairement les rapports sexuels, tels que l'orgasme, les érections, diminuent; l'éjaculation devient plus prompte, les sensations voluptueuses s'affaiblissent, jusqu'à ce qu'une véritable impuissance s'établisse, les érections étant insuffisantes pour que l'acte ait lieu.

A ce moment, la spermatorrhée existe déjà. A mesure que les excès se répètent, les organes deviennent plus impressionnables, plus sensibles; si les actes se reproduisent trop souvent, les parties n'ont pas le temps de reprendre leur condition normale. Alors les canaux éjaculateurs ne retiennent plus avec la même énergie la liqueur séminale; ils se relâchent même bientôt au point où la moindre cause détermine des pertes involontaires.

Ce que nous venons de dire des excès vénériens, nous pouvons l'appliquer à la masturbation, avec cette restriction que jamais les manœuvres solitaires ne sont utiles.

Nous avons indiqué plus haut comment les pollutions diurnes viennent compliquer les pollutions nocturnes, à quelle période elles surviennent; nous n'y insisterons pas davantage.

Certains auteurs ont considéré la spermatorrhée comme une affection primitive de l'appareil encéphalo-rachidien à laquelle les désordres fonctionnels de l'appareil génital ne sont que consécutifs ; ils expliquent la mauvaise élaboration du sperme, son écoulement involontaire, la faiblesse générale, le relâchement des parties génitales, en un mot tous les phénomènes de la maladie, par un défaut d'innervation qui jeterait les canaux éjaculateurs dans un état de relâchement tel qu'ils ne pourraient plus retenir le sperme.

En lisant les faits cités à l'appui de cette manière de

voir, on est conduit à penser que ces observateurs se sont laissé influencer par une apparence de lésion de la moelle; en effet, la faiblesse des extrémités inférieures, des douleurs vagues dans le dos, des chutes fréquentes, tous ces accidents simulant une lésion des centres nerveux, disparaissent en peu de temps quand on fait cesser la cause qui entretient la profusion spermatique. S'il y avait myélite, combien de temps ne faudrait-il pas pour obtenir la guérison ?

Au contraire, un grand nombre de praticiens ont cité des faits dans lesquels, malgré des lésions de la moelle, les organes de la génération avaient conservé leur vigueur; celle-ci même quelquefois a été poussée jusqu'au priapisme; il n'y avait donc pas là abolition de la faculté génératrice, ni profusion spermatique.

A cette manière de voir, nous répondrons : les évacuations séminales excessives ont de l'action sur l'appareil cérébro-spinal, comme sur le reste de l'économie, ainsi que nous le verrons bientôt; quelquefois elle est plus prononcée sur cet organe que sur tous les autres, mais on ne peut pas aller plus loin, ce me semble, sans tomber dans l'erreur.

Symptômes généraux.

Les symptômes que nous venons de passer en revue constituent la maladie; ils apparaissent les premiers et prédominent pendant un certain temps; ceux qui nous restent à examiner en sont les effets; il faut, pour qu'ils se manifestent, que la spermatorrhée ait déjà étendu son action à toute l'économie. La constitution, dès le début de l'affection, répare rapidement les pertes qu'elle a éprouvées; mais peu à peu les diverses fonctions se

dérangent, les effets pernicieux des évacuations ne se
dissipent plus, et, si quelques légères améliorations in-
terrompent parfois cette longue série de souffrances,
c'est à l'intermittence de la spermatorrhée qu'il faut
attribuer ce calme trompeur.

La *génération* ressent rapidement les effets de la spermatorrhée ; en diminuant l'énergie de tous les phénomènes qui accompagnent les rapports sexuels, les pertes
séminales réduisent les tabescents tôt ou tard à une
véritable impuissance.

Ces cas doivent être distingués de ceux où des modi-
fications du tissu propre des testicules ont produit l'altération des spermatozoïdes, et par suite l'infécondité,
bien que les phénomènes de l'acte n'aient point changé ;
cette infécondité est alors permanente. Chez les tabescents, au contraire, il suffit que les évacuations soient
suspendues pendant quelque temps pour que la fécon-
dation soit possible pendant toute la durée de cette intermittence ; ils ne sont inféconds que parce qu'ils sont
impuissants, ou parce que l'éjaculation est trop faible,
trop précipitée.

Les tabescents *mangent bien et cependant ils dépérissent*.
C'est que l'homme ne se nourrit pas de ce qu'il ingère,
mais bien de ce qu'il digère. Il y a dans l'état des fonctions digestives un rapport de cause à effet ; les pertes
excessives qu'éprouve l'organisme veulent être répa-
rées, de là le désir que manifestent les malades de vou-
loir refaire leurs forces au moyen d'une alimentation
abondante et fortifiante ; mais en même temps l'estomac,
plus irritable, plus faible, supporte moins facilement
cette quantité de nourriture ; il en résulte des digestions laborieuses, des tiraillements d'estomac, des ré-

gurgitations même. Ces phénomènes indiquent que la fonction est profondément dérangée : la langue est chargée, la bouche amère, des rapports acides, nidoreux, des borborygmes, des coliques venteuses accompagnent ces digestions pénibles ; le chyme arrivant mal digéré, mal élaboré dans les intestins, les irrite, et provoque des diarrhées lientériques. Cependant, en général, après des alternatives d'irritation et de paresse des intestins, une constipation opiniâtre s'établit et vient encore entretenir la spermatorrhée, comme nous l'avons déjà vu. La nutrition se faisant mal, la constitution s'affaiblit et les pollutions se produisent d'autant plus aisément, en raison même de la débilité de tous les organes.

Il est beaucoup de sujets affectés de spermatorrhée qui présentent encore un certain embonpoint ; mais la pâleur de leur figure, la faiblesse de leurs membres dénotent un état de profonde anémie.

En même temps que la nutrition générale souffre, la *circulation* se trouve profondément modifiée. Chez ces malades, le pouls devient lent et faible ; ils se plaignent de palpitations ; à la moindre fatigue, surtout après une course rapide, une marche forcée ascendante, ils sentent leur cœur battre d'une manière tumultueuse ; en même temps leur voix est émue, leur poitrine haletante. Après quelques instants le calme se rétablit, les battements deviennent plus réguliers. Si on les ausculte, on trouve, à la base du cœur, un léger bruit de souffle : on l'entend aussi dans les vaisseaux du cou, on ne peut l'attribuer qu'à l'état d'anémie dont sont affectés ces individus.

La voix des tabescents est, en général, faible, voilée ; elle a quelque chose de rauque ; ils apportent dans leurs

intonations la même hésitation, la même timidité que
dans toutes leurs actions ; leur parole est embarrassée,
et la moindre interruption les trouble au point de les
rendre bègues. Dès que la spermatorrhée est arrêtée, la
voix reprend son timbre normal, la parole devient plus
assurée. Voici un exemple très-remarquable de l'influence des pertes séminales sur les fonctions du larynx,
chez un jeune homme de 18 ans, élève du Conservatoire,
qui gardait la continence la plus sévère, dans la crainte
d'altérer le timbre de sa voix. Il était tourmenté par des
pollutions nocturnes fréquentes, à la suite desquelles il
éprouvait chaque fois un enrouement qui le mettait
dans l'impossibilité de chanter le lendemain. Quand il
y avait une intermittence de quelques jours, son larynx
reprenait de la vigueur, et il pouvait se livrer sans fatigue à tous les exercices de la vocalisation.

A mesure que l'anémie fait des progrès, la respira-
tion devient lente, entrecoupée par des soupirs involontaires, les malades sont sujets à une petite toux sèche,
nerveuse, sans expectoration ; le plus léger effort les
essouffle. Aussi, la plupart d'entre eux se croient-ils
attaqués ou menacés de phthisie pulmonaire : l'auscultation démontre ordinairement, par l'absence de tous
les signes pathognomoniques de cette grave affection,
que ces phénomènes ne doivent être rapportés qu'à
l'anémie. Toutefois, il est parfaitement et malheureu-
sement acquis à la science que la spermatorrhée suffit
pour produire la tuberculose, même chez ceux qui ne
présentent aucune prédisposition héréditaire.

Les forces musculaires sont aussi considérablement
atteintes ; les muscles sont flasques et sans énergie ; le
moindre effort devient pénible pour ces malades.

Pendant que la constitution s'affaiblit, la sensibilité s'exalte ; les tabescents deviennent plus impressionnables ; ils éprouvent un sentiment de froid qui parcourt les lombes et le dos.

Un des effets les plus ordinaires de la spermatorrhée est une céphalalgie insupportable, une gêne, comme si le cerveau était comprimé ; d'autres fois, il semble aux malades que leur tête est vide ; ils éprouvent, dans la région de l'occiput, un sentiment de pesanteur se manifestant principalement le matin après les nuits troublées par des pertes séminales, tandis que la céphalalgie frontale les tourmente durant la journée ; ils se plaignent de douleurs névralgiques dans les côtés, dans les lombes. Quelquefois les pertes séminales donnent naissance à des névralgies sciatiques s'étendant le long de la cuisse et de la jambe ; parfois la douleur est si vive que la marche devient difficile ; dans certains cas, on les regarde comme rhumatismales ou syphilitiques : un traitement énergique est immédiatement institué, et, au lieu de diminuer, le mal ne fait que s'accroître ; quand on ne fait rien, elles disparaissent complètement au bout de trois ou quatre jours, pourvu que durant ce temps les malades n'éprouvent aucune pollution ; si la douleur persiste plus longtemps malgré une nourriture fortifiante et quelques douches froides, on est en droit de supposer que les pertes ont reparu.

On a reproché à la spermatorrhée de produire des *congestions cérébrales*. Ce phénomène mérite de nous arrêter un instant.

Le plus souvent ces congestions se bornent à une légère coloration de la face, provoquée tantôt par une constipation opiniâtre, une digestion laborieuse ; tantôt

par la chaleur trop forte d'un appartement ou des émo-
tions parfois légères, ou bien encore par un trouble subit
de la circulation, par une gêne momentanée de la res-
piration. On concevra l'effet que peuvent produire sur
les tabescents des causes accidentelles si faibles en apparence, si l'on se rappelle que la susceptibilité de tous
leurs organes augmente à mesure qu'ils s'affaiblissent,
et que leur circulation se trouble, se précipite, devient
tumultueuse, désordonnée sous l'influence des impres-
sions internes ou externes les plus fugaces.

Ces malades rougissent quelquefois subitement jusqu'aux oreilles sous l'influence de la moindre émotion ;
la coloration est, en général, d'autant plus prononcée
que la faiblesse a fait plus de progrès ; dans la dernière
période de la maladie, ces congestions peuvent être por-
tées au point que toute la tête est turgescente, d'un rouge
foncé, d'une chaleur brûlante et finit par se couvrir de
sueur.

Ces congestions de la face sont d'une fréquence excessive ; en est-il de même des congestions du cerveau, que
dis-je, ces prétendues congestions cérébrales existent-
elles ?

Tous les auteurs sont d'accord pour déclarer qu'elles
se produisent surtout quand la maladie est avancée.
J'irai plus loin et dirai : elles n'ont lieu que lorsque la
spermatorrhée a profondément troublé l'économie ;
elles éclatent le jour, surtout après une période troublée par d'abondantes pollutions ; elles sont caractérisées par des projections à droite ou à gauche, quelquefois par des chutes sans lipothymie ni convulsions ;
ces attaques arrivent subitement sans que la face soit
congestionnée, sans que le malade perde connaissance

un instant. Si le médecin, appelé immédiatement, arrive peu de minutes après, il trouve le tabescent inquiet, agité ; sa figure est rouge, sa physionomie égarée ; le pouls n'est nullement tendu ni résistant. Cette injection, cet effroi ne sont dus qu'à la terreur que l'attaque a inspirée au tabescent : malheur au médecin qui, prenant ces phénomènes pour une congestion cérébrale, pratiquerait chez ces malades des émissions sanguines !

OBSERVATION Ire.

L'observation suivante, tirée de l'ouvrage de Lallemand, est d'un intérêt majeur :

Le malade était exposé à des congestions fréquentes ; peu de temps après son mariage, ses facultés avaient commencé à diminuer ; il éprouvait par moments des vertiges assez violents pour le faire tomber sans lipothymie ni convulsions : un jour qu'il écrivait une lettre, un de ces étourdissements survint, et fut attribué par le médecin à un coup de sang qui avait produit une faiblesse du côté droit du corps.

Peu à peu les congestions cérébrales, les chutes augmentèrent de fréquence. Il s'y joignit de vives douleurs accompagnées de crampes dans les jambes. Ces symptômes avaient été considérés par les médecins, tantôt comme une affection hypochondriaque ou nerveuse, eu égard à l'irascibilité du malade, à son amour pour la solitude, tantôt comme une affection chronique du foie, eu égard au dérangement des digestions et à la constipation opiniâtre ; mais le plus grand nombre croyait à une maladie organique du cerveau ou de ses membranes.

Les moyens employés dans ce but ne firent qu'augmenter les accidents.

La première fois que Lallemand vit ce malade, une
congestion violente venait d'avoir lieu ; le patient était
inquiet, agité, incapable de rester deux minutes à la
même place ; sa face était rouge, ses yeux saillants,
injectés, fixes, égarés ; sa physionomie portait l'em-
preinte d'un profond effroi ; sa démarche était chance-
lante ; ses jambes fléchissaient sous le poids de son
corps, sa peau était froide, son pouls petit et lent.

Malgré les observations du malade qui assurait que
les émissions sanguines l'avaient toujours affaibli sans
le soulager, Lallemand, préoccupé du danger d'une
apoplexie, prescrivit une application de sangsues au
cou. Le lendemain le malade était pâle et affaibli.

Frappé de ces circonstances, Lallemand remonta à
l'origine du mal, recueillit de nouveaux renseignements,
et il ne tarda pas à acquérir la conviction que son malade était affecté d'une spermatorrhée très-grave.

Huit jours après le malade mourut, et à l'autopsie on
ne trouva aucune altération dans les centres nerveux.

OBSERVATION II.

A cette observation j'en ajouterai une autre plus pré-
cise et d'une importance capitale. L'étudiant dont j'ai
parlé, à propos des pollutions nocturnes, fait le sujet de
cette observation. Ce fait se passait à la fin du mois où
il eut de si fréquentes pollutions. Après une nuit dans
laquelle il avait éprouvé deux pertes séminales abon-

dantes, il se promenait, vers onze heures sur le boule-
vard Saint-Michel, après un déjeuner composé d'une
demi-bouteille de mauvais vin, d'un beefsteak, d'une
omelette, et d'un fromage ; tout à coup, sans aucune
espèce d'avertissement, il fut projeté à gauche comme
s'il avait été heurté à droite ; au moment précis où il
était ainsi lancé, il eut la sensation nette d'une vésicule
se rompant à la partie superficielle du lobe gauche du
cerveau. Depuis cet étudiant n'a rien éprouvé de semblable.

D'ailleurs, l'anatomie pathologique vient encore donner une nouvelle force à ces deux observations. Dans
les cas où l'autopsie a été faite, où les malades avaient
redouté un coup de sang, où les médecins avaient cru
à une attaque d'apoplexie, on n'a rencontré ni dans le
cerveau, ni à sa surface aucune trace d'épanchement
sanguin ou séreux ; il n'y avait même pas d'injection
anormale ; seulement la substance cérébrale était molle
et poisseuse.

Après avoir démontré que les auteurs, qui avaient
pris cette grave complication de la spermatorrhée pour
une congestion cérébrale, avaient commis une erreur
regrettable à tous points de vue, je laisserai à d'autres,
plus compétents que moi, le soin de décider s'il y a là
autre chose que la caractéristique d'une anémie cérébrale très-avancée.

Les urines offrent un caractère qu'il importe de faire
connaître. Après une nuit troublée par des pollutions,
on remarque au fond du vase un nuage abondant et
floconneux, dû à la présence d'une quantité plus ou
moins grande de sperme.

Les désordres que présentent les *fonctions intellec-tuelles* sont trop variés pour que je les décrive tous. Dans le tableau que je vais tracer, je chercherai à faire ressortir seulement les points les plus saillants.

Dès que la spermatorrhée est établie, les tabescents perdent la mémoire des faits les plus récents et les plus importants; dès lors ils ne peuvent se livrer utilement à aucun travail, à aucune occupation; ils sont incapables de la plus légère contention d'esprit; leurs idées s'obscurcissent, leur imagination devient moins vive, et ils tombent dans un état d'affaiblissement intellectuel quelquefois très-marqué.

En même temps que leur intelligence subit de si graves atteintes, leur volonté s'affaiblit; irrésolus dans leurs projets, ils ne peuvent prendre aucune résolution énergique; se croyant en butte à des plaisanteries, ils fuient la société, recherchent la solitude; l'état de leur santé les préoccupe sans cesse, aussi se montrent-ils indifférents pour tout ce qui les entoure.

A tous ces phénomènes, se joint un sentiment profond de langueur et de découragement, de tristesse et de mélancolie qui rend leur existence misérable; enfin ils deviennent hypochondriaques.

Quant à la paralysie générale peut-elle être la conséquence de la spermatorrhée? On trouve chez les tabescents, arrivés à une période avancée de la maladie, tous les symptômes de cette affection : inégalité des pupilles, tremblement fibrillaire dans les muscles de la langue, difficulté de la prononciation, perte de la mémoire, affaiblissement des membres inférieurs, névralgies diverses. Dès qu'on vient à faire disparaître les pertes séminales, la santé ne tarde pas à reparaître, tandis que tous les autres moyens thérapeutiques sont alors sans action.

Les désordres n'épargnent à peu près aucun des sens. L'ouïe est assez fréquemment intéressée : ces malades sont tourmentés de tintements, de bourdonnements d'oreilles, quelquefois d'une certaine surdité. Les organes du goût et de l'odorat éprouvent des dérangements moins importants.

Dès que la spermatorrhée acquiert quelque gravité, les yeux perdent de leur éclat, de leur vivacité ; le regard a quelque chose de terne, de mal assuré. A un degré plus avancé, la vue s'affaiblit, il y a myopie ; les pupilles sont inégales, d'autres fois on observe des contractions involontaires des muscles de l'œil, ou bien un tremblement spasmodique de la paupière supérieure. Tous ces désordres disparaissent dès que les pertes cessent.

DIAGNOSTIC.

Dans la spermatorrhée, le diagnostic ne peut s'appuyer sur aucun caractère fixe ; la maladie, comme nous l'avons vu, ne présente pas un symptôme pathognomonique constant, capable d'en faire connaître l'existence. Les pollutions nocturnes sont, il est vrai, toujours appréciées par les malades ; elles laissent après elles des traces non équivoques, et les phénomènes dont elles s'accompagnent dans la majorité des cas ne permettent pas de doute sur leur nature. Il n'en est plus de même pour les pollutions diurnes, souvent elles existent à l'insu des tabescents ; par leur mode d'existence et de développement, les pertes diurnes en éloignant de la vérité les malades et les praticiens exigent, pour être

constatées, des précautions minutieuses et une appréciation exacte des symptômes généraux ; ces effets de la
maladie sur tout l'organisme sont insidieux, bizarres,
varient d'un sujet à l'autre et ressemblent à ceux de
beaucoup de maladies.

Aussi le diagnostic de la spermatorrhée présente-t-il
de sérieuses difficultés. Encore si le récit des malades
pouvait être mis à profit. Mais le plus grand nombre
de tabescents se présentent à nous en ne se plaignant
que de points de côté, ou d'une douleur le long de la
cuisse, de faiblesse dans les jambes, ou d'une petite
toux sèche ; d'autres fois ils ne consultent que parce
qu'ils ont perdu l'appétit. Quant à leurs pertes, ils n'en
parlent même pas. Il est pourtant de la dernière importance de bien reconnaître les causes des désordres fonctionnels dont sont atteints ces malades. Si on les méconnaît, tout ce que l'on donnera, ne s'adressant point à la
cause même du mal, ne produira aucun effet appréciable,
trop heureux quand on n'aura pas aggravé la position de
ces malheureux. Au contraire, si l'on parvient à reconnaître que la source de tous ces maux réside dans une
évacuation excessive, c'est à celle-ci que l'on s'adressera
d'abord : *causa sublata, tollitur effectus.*

Voyons donc comment nous pourrons être conduit à
soupçonner cette maladie, et après l'avoir soupçonnée à
la reconnaître.

« Lorsqu'on voit, dit Vichmann, un homme plongé
dans une extrême maigreur, pâle, engourdi, stupide,
énervé, se plaignant d'un grande faiblesse, surtout
dans les cuisses et les jambes, paresseux dans ses actions, ayant les yeux enfoncés, on peut, avec raison,
soupçonner cette cause de dépérissement. »

Dans ces seuls caractères il n'y a rien de particulier à la spermatorrhée : toutes les affections chroniques arrivées à un certain degré présentent les phénomènes indiqués par Vichmann, phénomènes qui annoncent seulement une faiblesse générale.

D'ailleurs, les malades n'attendent pas ordinairement qu'ils soient parvenus à la cachexie pour venir réclamer les secours de la médecine, ils arrivent à diverses périodes de la maladie.

Aussi, à la phrase de Vichmann je préfère la formule suivante. Quand on se trouve en présence d'un jeune homme présentant une figure plus ou moins pâle, plus ou moins amaigrie, dont le regard a quelque chose de terne, de mal assuré ; bégayant à la moindre émotion ; se plaignant de grande faiblesse dans les membres inférieurs, de douleur dans la région thoracique ; paresseux dans ses actions, et que pourtant ce malade déclare se trouver dans de bonnes conditions hygiéniques, avoir une bonne nourriture ; que l'auscultation ne fournisse aucune lésion capable d'expliquer les désordres actuels, qu'il n'offre aucun antécédent scrofuleux, qu'on ne trouve ni albumine, ni sucre dans ses urines, on est, ce me semble, en droit de soupçonner des pertes séminales excessives.

Ah ! si le malade vous déclare qu'il est affecté de pollutions nocturnes ; que toutes les fois qu'il va à la selle, il rend une matière blanchâtre, épaisse, ressemblant à du lait ; le diagnostic sera à peu près fait. Mais, le plus souvent, vous serez nécessairement conduit, ne pouvant trouver aucune cause suffisante pour expliquer ces désordres généraux, de diriger votre interrogation du côté des organes génitaux, et vous ne tarderez pas alors à voir que là réside la source du mal.

Que de fois les symptômes prédominants du côté de l'appareil cérébral empêchent de reconnaître la véritable nature de l'affection ! Par leur gravité et leur importance, ils fixent seuls l'attention ; d'un autre côté, l'absence de tout renseignement rend le diagnostic de la maladie à peu près impossible. Une circonstance fortuite seule, en donnant l'éveil, fait considérer les phénomènes morbides sous leur véritable point de vue. En recherchant alors les antécédents du malade, on trouve des conditions suffisantes pour expliquer les accidents. Cependant, toutes les fois que ces symptômes apparaissent chez un jeune homme, qu'ils sont variables, irréguliers, changeant d'un jour à l'autre, sans cause occasionnelle apparente, alors on doit rechercher attentivement si la spermatorrhée n'est pas la cause des troubles cérébraux.

Voyons, maintenant, comment on peut compléter son diagnostic, en s'assurant que la liqueur rendue est bien du sperme.

Le sperme est un liquide visqueux, demi-transparent, présentant une couleur gris-blanchâtre ; quand on le frotte entre les doigts, il mousse comme du savon et développe une odeur caractéristique ; si on le recueille sur un linge, il forme une tache semblable à une tache d'empois. Jamais ce liquide n'est expulsé au commencement de la miction ; toujours il s'écoule lentement, en quantité plus ou moins notable, quand la vessie a déjà chassé son urine, à des intervalles plus ou moins rapprochés, coïncidant toujours avec les efforts de la défécation.

Je crois que ces caractères empêcheront de confondre
ce liquide avec les écoulements fournis par la prostate,
par les follécules uréthraux, et les glandes de Cooper et
de Méry. D'ailleurs, s'ils ne suffisaient pas, le micros-
cope viendrait trancher la question, en permettant de
constater la présence des spermatozoïdes dans le liquide
rendu, pourvu que les testicules et l'épididyme soient
indemnes de toute affection antérieure.

Marche, pronostic et terminaison. — La marche de la
spermatorrhée n'est pas ordinairement régulière et con-
tinue ; elle est souvent interrompue par des rémissions
plus ou moins complètes, plus ou moins prolongées
qui permettent à l'économie de se refaire. Plus ces sus-
pensions se prolongent, plus longtemps aussi les malades conservent leurs forces et l'intégrité de leurs
fonctions ; mais si aucune circonstance particulière ne
vient modifier le genre de vie de ces malades, les désordres tendent à s'aggraver de jour en jour ; le dépérissement fait des progrès toujours en rapport avec la
fréquence des pollutions.

Quant à la terminaison spontanée de la maladie, elle
peut s'observer, pourvu que les causes qui l'ont pro-
duite aient complètement disparu, et que l'économie
n'ait subi de trop graves atteintes. Mais, quand l'épui-
sement est devenu assez profond, il faut, à tout prix,
recourir à un traitement bien institué, si l'on ne veut
s'exposer à voir survenir de terribles complications et
parfois même la mort.

TRAITEMENT.

Avant d'agir, la première condition est d'être bien pénétré de ce qu'il convient de faire. Il ne suffit pas de savoir qu'on doit combattre les pertes séminales, il faut encore avoir une idée nette de leur condition d'existence, afin de choisir le mode de traitement le plus convenable. Ensuite il faut connaître exactement la manière d'agir de chacun de ces moyens, pour donner la préférence à celui qui paraît le plus propre à produire l'effet désiré.

Je ne passerai pas en revue les divers traitements que l'on a proposés contre les pollutions; je me bornerai à parler de ceux qui me paraissent vraiment utiles.

Pollutions nocturnes. — Les pollutions surviennent, avons-nous dit, dans le décubitus dorsal, chez les individus continents, à tempérament érotique. Conseiller à ces personnes de se marier, si toutefois leur santé n'a pas encore subi de sérieuses atteintes est chose sage ; et ordinairement la seule satisfaction de leurs passions suffira pour mettre fin à des pertes séminales fâcheuses.

Dans le cas où, pour une raison quelconque, ces tabescents ne voudraient ou ne pourraient contracter mariage, il serait très-utile pour eux de rompre avec leurs habitudes de continence; mais ils devront être très-modérés dans leurs rapports avec les femmes : ni trop, ni trop peu, telle doit être leur règle de conduite.

Il peut arriver aussi que l'on soit appelé à donner des avis à des individus dont la santé est déjà gravement compromise et chez lesquels il est d'une importance capitale de mettre un terme à toute espèce de pertes

séminales. Quels moyens proposerons-nous à cette caté-
gorie de malade?

Cælius Aurelianus voulait que le malade fût couché
sur un lit de matière dure et rafraîchissante, qu'il ne
se reposât jamais sur le dos, mais toujours sur le côté
ou sur le ventre.

Tissot recommande surtout d'éviter les lits mous :
« il n'y faut point souffrir de plumes, dit-il, la paille
serait de beaucoup préférable au crin, et j'ai eu quelques
malades qui se sont bien trouvés de couvrir le matelas
d'un cuir. »

Ces précautions sont loin d'être suffisantes. Les malades une fois endormis reprennent le décubitus dorsal. Pour éviter cet inconvénient, Lallemand eut l'idée
de faire construire le petit appareil suivant : on prend
un coin de liége ou de bois très-léger, qu'on fixe à une
ceinture de coutil, qui s'attache au-dessous des côtes, ce
qui empêche absolument le corps de reposer sur le dos,
quelque profond que soit le sommeil, car le corps ne
peut rester en équilibre sur le tranchant de ce coin. »
Cet appareil, suffisant ordinairement, ne nous paraît
pas cependant remplir toutes les conditions voulues
pour empêcher complètement le retour des pollutions.
Car s'il ne permet pas de reposer sur le dos, il permet
de reposer sur le ventre, et nous savons que plusieurs
fois les pollutions surviennent dans cette position, que
doit favoriser, du reste, la forme de l'appareil. Nous pré-
férerions l'appareil suivant : une sorte de petite selle en
bois, bourrée si l'on veut, et fixée par deux tiges à la
muraille, sera placée sur les lombes du malade; une
ceinture, à peu près de la largeur de la selle, passerait
sur le ventre ayant pour points d'attache les deux

extrémités de cette selle. Grâce à ce simple appareil reposant sur le lit, le tabescent ne pourra jamais se retourner, ni sur le dos, ni sur le ventre ; il ne pourra dormir que sur le côté. Je crois, et suis même peruadé qu'il serait suffisant pour prévenir le retour des pollutions nocturnes. Hors de là, point de guérison.

Pollutions diurnes. — Comme je l'ai dit plus haut, je ne reconnais que trois causes capables de produire les pollutions diurnes. Toutes agissent de la même manière, en produisant un état d'atonie plus ou moins avancée des canaux éjaculateurs. Nous savons, en outre, qu'elles ont lieu au moment de la défécation, parce que les vésicules séminales se trouvent comprimées par les matières fécales et les contractions des muscles du périnée et de l'abdomen.

Pour obtenir la guérison de ces pollutions, il faut à tout prix que les tabescents renoncent à leurs habitudes solitaires : qu'ils cessent, jusqu'au complet rétablissement de leurs forces, tout commerce avec les femmes ; qu'ils soient mis dans l'impossibilité d'avoir des pertes nocturnes. En un mot, il faut que la cause première de la maladie n'existe plus avant de songer à traiter les pollutions diurnes.

Nous avons vu que la constipation augmente la fréquence et l'abondance des pertes séminales ; qu'elle les ramène chaque fois que les malades vont à la selle. Pour la faire disparaître, différents moyens ont été proposés.

Les purgatifs les plus variés et les plus énergiques sont trop souvent prescrits aux tabescents, non-seulement parce qu'ils sont plus habituellement constipés, mais encore parce qu'il est établi en principe, depuis la plus haute antiquité, qu'on ne saurait trop purger les hypochondriaques, et l'on sait que tous ces malades présentent au moins quelques symptômes d'hypochon·drie.

En général, les purgatifs nous paraissent devoir être rejetés du traitement de la spermatorrhée : s'ils sont légers, ils ne produisent pas l'effet voulu, et irritent seulement la muqueuse digestive, ordinairement très-susceptible chez les tabescents; s'ils sont énergiques, ils augmentent l'irritation et par conséquent la constipation. En outre ils ont tous l'inconvénient de fatiguer des malades déjà trop épuisés.

Si nous repoussons les purgatifs d'une manière à peu près absolue, à quels moyens devrons-nous avoir recours pour faire cesser cette constipation? La pratique la plus sage consiste à faire prendre aux tabescents des lavements; ils doivent en user chaque fois qu'ils ressentent le besoin impérieux d'aller à la selle; ils auront soin, en outre, de ne faire aucun effort énergique ni pour uriner, ni pour évacuer le rectum : sans cette dernière précaution, tout à fait indispensable, les pertes séminales reparaîtraient infailliblement.

Mais il ne suffit pas toujours de combattre la constipation par des lavements; d'autres précautions sont encore absolument nécessaires dans un grand nombre de cas.

Nous avons ici à examiner deux grandes méthodes de traitement : la méthode chirurgicale et la méthode médicale, si je puis m'exprimer ainsi.

La cautérisation a surtout été préconisée par Lallemand; elle compte de nombreux partisans. Ne voit-on pas tous les jours les chirurgiens, les plus autorisés, proposer et pratiquer cette opération, dès qu'ils ont fait le diagnostic de pertes séminales diurnes, quelle que soit pour ainsi dire la cause de ces pollutions? Dans leurs mains cette méthode est devenue comme le spécifique de la spermatorrhée. Essayons d'expliquer la manière d'agir de ce traitement. « Il n'est pas étonnant, dit Lallemand, que la cautérisation de la surface prostatique ait produit des effets plus directs et plus puissants que tous les autres agents thérapeutiques. On voit avec quelle promptitude et quelle efficacité le nitrate d'argent modifie les tissus fongueux, injectés, engorgés par l'effet d'une inflammation prolongée. Ces résultats sont surtout évidents chez les scrofuleux, dans les ophthalmies chroniques. Peu de temps après le tissu se dégorge, revient lui-même, pâlit et conserve une énergie nouvelle qui le met à l'abri d'autres rechutes, auxquelles les malades sont exposés quand la guérison a été obtenue par d'autres moyens. C'est ce qui fait employer le nitrate d'argent contre les inflammations du vagin et du col de l'utérus, qui entretiennent tant de pertes blanches.

« La cautérisation a produit le même effet sur la région prostatique de l'urèthre; elle a modifié profondément l'organisation et la sensibilité de la membrane muqueuse.

«Il existe presque toujours en même temps, dans les organes spermatiques, de l'irritation et de la faiblesse, une excessive sensibilité et peu de ton. La cautérisation a l'avantage de combattre simultanément ces deux ordres de symptômes. En détruisant la surface des tissus engorgés, elle en change la susceptibilité morhide; la résolution y produit ensuite un resserrement intime qui leur donne une énergie nouvelle. »

Plus loin, Lallemand ajoute : « Pendant les deux ou trois jours qui suivent la cautérisation, l'émission des urines est fréquente, douloureuse et accompagnée de quelques gouttes de sang. Mais ces symptômes se dissipent bientôt, à moins de quelque imprudence. J'ai vu la douleur persister pendant dix jours et même plus, mais les malades avaient commis des écarts de régime, ou s'étaient fatigués trop tôt ; ils avaient fait de longues courses à pied ou de petits voyages en voiture, ou bien ils s'étaient longtemps exposés au froid, à l'humidité, et ce peu de temps après l'opération.

« Tant que dure la période inflammatoire, les pertes séminales sont augmentées plutôt que diminuées. L'amélioration ne commence à devenir sensible que du moment où la résolution s'opère : on n'en peut guère juger avant le douzième ou le quinzième jour ; elle peut se faire attendre plus longtemps, s'il survient une recrudescence de l'inflammation au moment où le malade se croyait dispensé de toute réserve.

« Dans aucun cas on ne peut attendre d'effet curatif de la cautérisation avant quinze jours au plus tôt. Il faut laisser passer un mois pour en juger définitivement ; il est donc absurde de renouveler continuellement les phénomènes inflammatoires, avant qu'ils aient pu produire le moindre bien. Il est bien assez fâcheux qu'on ne puisse éviter les inconvénients immédiats de la cautérisation.

« Quand la cautérisation doit guérir, on s'en aperçoit bientôt à la diminution rapide des pertes séminales et à la marche franche de la convalescence.

« Il suffit alors d'éloigner les causes qui pourraient provoquer une rechute pour voir bientôt toutes les fonctions se rétablir.

« Dans ce cas une seule opération suffit ; il ne faut pas y revenir, lors même que le malade le demanderait avec instance dans l'espoir d'accélérer son rétablissement. Les soins hygiéniques, les voyages, les eaux sulfureuses doivent suffire pour faire le reste. Il ne faut se permettre une nouvelle cautérisation que dans le cas où les bons effets de la première auraient été détruits par des causes purement accidentelles, et faciles à prévenir. »

« Lorsqu'une seconde cautérisation n'a pas suffi pour achever la guérison, il est probable qu'une troisième n'aurait pas plus de succès. »

Cette méthode de traitement compte, dit-on, en sa faveur un grand nombre de guérisons. Cependant elle n'est pas à l'abri de toute attaque ; plusieurs objections sérieuses ont été présentées contre elle : nous croyons devoir les citer.

On se hâte ordinairement de publier les guérisons que l'on a obtenues ; on oublie trop souvent de faire connaître au public les insuccès que l'on a éprouvés. C'est le premier reproche que l'on fait, avec juste raison, à notre avis, aux partisans de la cautérisation.

On prétend mettre fin aux pollutions diurnes en cautérisant la muqueuse prostatique. Lallemand déclare lui-même qu'elles sont plus fréquentes pendant les premiers jours qui suivent la cautérisation. Ne semble-t-il pas que la reproduction des pertes durant la période inflammatoire doive enrayer quelque peu l'action du nitrate d'argent?

D'ailleurs, Lallemand est le premier à déclarer que la
cautérisation ne suffit pas toujours pour faire disparaître les pollutions ; que souvent une seule cautérisation
n'amène point la guérison ; une seconde opération est
loin de produire toujours la cessation des pertes.

Frappés des insuccès de cette méthode, plusieurs
médecins ont voulu empêcher la reproduction des pollutions par d'autres moyens. Dans ce but, le bromure
de potassium a été administré, non sans succès, assure-
t-on, aux individus affectés de spermatorrhée. Nous
croyons toutefois que l'administration de ce médicament
présente quelques inconvénients. Au début, il provoque
des érections : ce n'est qu'à la seconde période de son
action, c'est-à-dire à la période de dépression et de
collapsus, que l'on voit se produire une frigidité géné-
sique plus ou moins complète ; mais ce n'est que sous
l'influence suffisamment intense et prolongée de la substance que se manifeste d'une façon très-nette cet effet
anaphrodisiaque.

Pour ces motifs, quelques praticiens préfèrent l'ergot de seigle au bromure de potassium. Malheureuse-
ment ses effets, en général instantanés, ne sont que
temporaires. L'usage prolongé de ce médicament n'est
pas, du reste, sans inconvénient pour l'économie.

Les bains froids ont été vantés contre les pertes séminales. Celse est le premier qui les ait employés ; Tissot
en fait un éloge qui nous semble exagéré.

Quant aux lotions froides, elles ont été conseillées
d'abord par Cælius ; il veut qu'on applique sur toutes
les parties génitales des éponges trempées dans de l'eau
et du vinaigre. Vichmann se loue beaucoup de ces ap-

plications froides, surtout en répétant les lavages plusieurs fois par jour.

La manière la plus avantageuse d'employer le froid consiste dans les douches froides sur les régions lombaire, sacrée et périnéale. Sainte-Marie les avait déjà mises en usage avec un succès incontestable. « On douchait, dit-il, les lombes et la région sacrée, et le périnée, le matin et le soir, avec de l'eau frappée de glace, nitrée et vinaigrée, versée à la hauteur de 8 pieds. »

Après avoir indiqué les avantages et les inconvénients de chacun des divers modes de traitement employés jusqu'à ce jour, il nous paraît utile d'énoncer en quelques mots la méthode qui nous paraît la plus avantageuse.

1° Les tabescents devront s'abstenir de toute boisson excitante, ne prendre aucun médicament, aucun aliment capable d'augmenter la constipation, à laquelle leur état anémique ne les rend que trop disposés.

2° Ils ne se rendront à la selle qu'à la dernière éxtrémité, et, avant d'y aller, ils prendront un lavement; i sera de la dernière importance qu'ils ne fassent que de légers efforts, soit pour uriner, soit pour débarrasser le rectum de ses matières fécales.

3° La cautérisation de la prostate, inefficace dans les cas où le traitement doit être plutôt général que local, pourra être remplacée très-avantageusement par des lotions froides, faites deux ou trois fois par jour sur le périnée, ou par une douche matin et soir. En même temps on prescrira, si l'on veut, une préparation d'ergot de seigle.

4° Un régime fortifiant, mais non échauffant.

Les malades devront continuer ce traitement pendant quelques semaines, s'ils veulent être délivrés de la crainte de voir reparaître les pollutions. Il ne suffit pas, en effet, d'appliquer un traitement local ; il faut encore, pour ne plus redouter de rechute, que la constitution, plus ou moins détériorée par les pertes antérieures, ait repris son ancienne vigueur. A ce prix seul, la guérison peut être durable.

Régime et convalescence. — Nous dirons quelques mots relativement au régime à suivre par les tabescents, et nous terminerons cette thèse en donnant quelques indications applicables à la convalescence.

Certains médecins ont conseillé aux tabescents un régime léger et doux, persuadés, mais à tort, qu'une nourriture substantielle maintiendrait ou ramènerait l'irritation des organes génitaux, ce qui empêcherait la guérison. Quant à nous, nous ne craignons pas de dire que cette manière d'agir, loin d'être utile, ne peut être que nuisible. Dans tous les cas, depuis le premier jour du traitement jusqu'à complet rétablissement, le régime doit être léger, mais nourrissant.

Cette méthode présente deux avantages : les digestions se faisant bien, l'économie réparera rapidement ses pertes.

Quand les forces ont reparu, les bains de rivière sont utiles, si la saison le permet ; mais toujours les premiers bains consisteront dans une simple immersion. Les douches froides sur les lombes et le dos seront d'un puissant secours : on devra les préférer aux bains, toutes les fois que l'on pourra.

L'exercice doit être mesuré selon le retour des forces ; les voyages conviennent aussi comme moyens de distractions.

Mais, à mesure que la santé revient, les digestions se

faisant d'une manière plus normale, les organes génitaux reprennent aussi leur vigueur.

Quel conseil le médecin doit-il, dans ces circonstances, donner aux malades?

Dans le cas où les pertes séminales auraient été pro-
voquées par la masturbation, les rapports sexuels seront
utiles, non-seulement comme capables de rendre du ton
aux organes, mais aussi pour empêcher le retour des
habitudes vicieuses qui ramèneraient infailliblement des
pertes séminales très-graves.

Si les pollutions tiennent à une continence absolue,
le médecin devra conseiller les rapports sexuels comme
un moyen de régulariser l'action désordonnée des organes génitaux et de les fortifier par un exercice régu-
lier.

Reconnaissent-elles pour cause des excès vénériens?
Dans ce cas, les tabescents feront bien, ce me semble,
de ne point recourir trop tôt à ces plaisirs.

Dans le cours de ce travail, j'ai tenu à rechercher
avec la plus scrupuleuse attention quelles étaient les
vraies causes des pollutions. Je me suis appesanti sur
les symptômes locaux et généraux, parce qu'ils ne me
paraissaient pas suffisamment connus. Après avoir indiqué un traitement efficace contre les pollutions nocturnes, j'ai signalé les avantages et les inconvénients de
la cautérisation, et démontré qu'on pouvait toujours la
remplacer par un autre mode de traitement, plus à la
portée de tout le monde. Puissé-je n'avoir pas fait une
thèse inutile!

A. PARENT, imprim' r de la Faculté de Médecine, rue Mr-le-Prince, 31.

www.ingramcontent.com/pod-product-compliance
Ingram Content Group UK Ltd.
Pitfield, Milton Keynes, MK11 3LW, UK
UKHW021644090726
13657UKWH00004B/1752